Dᴿ F. CHANNAC

médecin consultant

VALS-LES-BAINS (Ardèche)

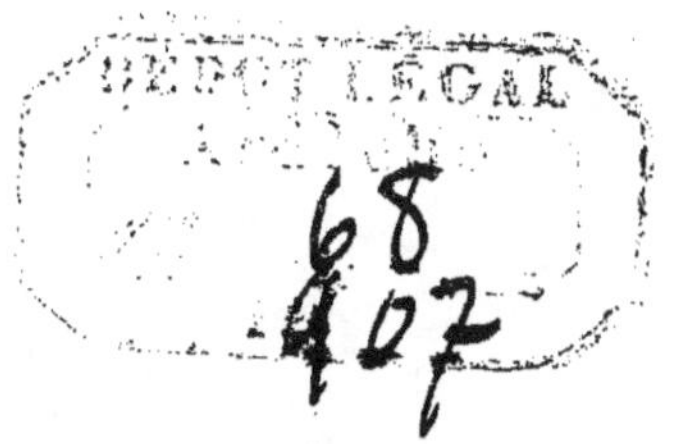

VALS

Sa gamme de minéralisation

Les indications

de la cure thermale

Dr F. CHANNAC

médecin consultant

VALS-LES-BAINS (Ardèche)

VALS

Sa gamme de minéralisation

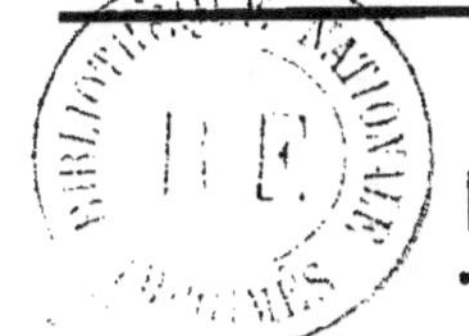

Les indications

de la cure thermale

Introduction

Vals, a dit le professeur Landouzy dans la conférence faite dans cette Station à l'occasion d'un voyage d'études médicales, est une des capitales de la richesse minérale française et la capitale du royaume bicarbonaté sodique.

Cette phrase résume bien les ressources hydrologiques de la station : Elle est la capitale du royaume bicarbonaté sodique parce que ses sources, d'ailleurs fort nombreuses, forment une véritable gamme de minéralisation offrant tous les degrés depuis le plus bas jusqu'au plus élevé de la médication thermale alcaline; elle est une des capitales de la richesse minérale française, parce qu'à côté des sources bicarbonatées sodiques proprement dites, elle a des eaux bicarbonatées mixtes sodiques et calciques et un groupe ferro-arsenical qui, il est permis de le dire par anticipation, aura des indications d'autant plus nombreuses, des effets d'autant plus marqués qu'on demandera à la médication alcaline instituée par avance ou en même temps, d'en assurer la tolérance parfaite.

Ces eaux de Vals sont très connues et depuis fort longtemps; elles ont une réputation, d'ailleurs méritée, comme eau de consommation à domicile. D'où vient qu'une station qui fournit des eaux si répandues et si appréciées n'ait pas une réputation analogue comme station thermale, comme station de cure? C'est là un problème ardu, et exposer tous ses considérants, nous entraînerait trop loin. Il y aurait, d'ailleurs, à envisager des questions d'ordre extra-médical que nous n'avons qualité ni d'énoncer ni surtout de juger. Mais à notre avis un point important à mettre en lumière est celui-ci : les eaux exportées font partie, sinon toutes du moins pour la plupart, de la médication alcaline faible et sont employées couramment comme eaux de table; on applique, par une généralisation des plus fausses, à toutes les eaux de la station, un caractère d'innocuité et par suite d'absence de vertus thérapeutiques, caractère attribué à une médication dont on fait un usage journalier.

C'est pour lutter contre ce préjugé que nous avons cru devoir entrer dans quelques détails sur les ressources minérales de Vals afin d'en motiver les indications nombreuses comme station de cure thermale.

Composition des eaux de Vals

Enoncer toutes les sources, en donner l'analyse nous entraînerait trop loin. Ne parler que de certaines d'entr'elles pourrait être interprété de la part d'un médecin de station thermale comme une réclame digne de suspicion. Aussi est-il préférable de nous en tenir à des généralités.

Nos assertions sont basées sur les analyses scientifiques que nous avons pu nous procurer. Ces analyses rangées par catégorie de minéralisation en un tableau mettant en relief les différentiations de chaque eau d'avec sa voisine, nous permettent de fixer en toute indépendance les indications thérapeutiques de toutes les eaux qui sont à notre disposition pour le traitement thermal.

Les eaux de Vals peuvent être rangées en trois groupes principaux : Eaux bicarbonatées sodiques, Eaux bicarbonatées mixtes sodiques et calciques, Eaux ferro-arsenicales.

I. — Eaux bicarbonatées sodiques.

Elles constituent le groupe le plus important.

Le bicarbonate de soude existant dans la proportion de moins d'un gramme à plus de huit grammes par litre, on peut dire que tous les degrès se rencontrent dans ces eaux depuis le plus faible jusqu'au plus élevé connu (1). C'est en se basant sur les diverses proportions de cet élément qu'on a rangé les sources de Vals en catégories désignées par les Nos 1-3-5-7-9 ou plus simplement en eaux faibles, moyennes, fortes. Ce dosage varié nous permettra d'instituer un traitement progressif sans crainte de réveiller des douleurs anciennes, notamment par production d'une nouvelle crise dans le cas de lithiase biliaire, sans provoquer cet état fébrile spécial désigné sous le nom de « fièvre thermale ». Dans les cas d'indications des alcalins à haute dose, en employant les sources fortement minéralisées nous éviterons de surcharger l'organisme d'une quantité exagérée de liquide. Parfois, enfin nous aurons l'indication d'employer en même temps les unes et les autres, dans la goutte, par exemple, où les eaux faibles constitueront des eaux dites de « lavage » et les eaux fortes seront dirigées plus spécialement contre la diathèse.

(1) LEMOINE ET GÉRARD : *Consultations médicales.*

L'acide carbonique varie dans les proportions de 0 gr. 40 à 2 gr. 60. Cet élément a été tour à tour prôné, puis abandonné. Pour notre part, nous voyons là une exagération et si nous admettons qu'un usage prolongé des eaux fortement gazeuses puisse amener des troubles dans la secrétion, l'estomac ne pouvant plus être privé de cet excitant, nous ferons entrevoir que nous avons à notre disposition des eaux faiblement chargées de Co^2, et que, de plus, la cure thermale n'est qu'une cure de quelques semaines. A l'acide carbonique on reconnaît une action antifermentescible qui permet de lutter dans une certaine mesure contre les fermentations anormales. Il excite de plus les mouvements péristaltiques de l'estomac, action des plus utiles, les états gastriques s'accompagnant les plus habituellement d'atonie de la paroi ; pour certains même, il favoriserait l'ouverture du pylore. Mais son action principale est une action analgésique à apprécier dans le traitement des dyspepsies où comme l'a dit Soupault (1) « l'hyperesthésie de l'estomac est l'essence même de la dyspepsie, les troubles de la motricité et de la sécrétion contingents et accessoires ne constituant que des circonstances aggravantes. »

A côté de ces éléments, on en trouve d'autres accessoires qui ont cependant leur importance en corrigeant ou en aidant l'action des éléments principaux, c'est même là, la caractéristique de Vals.

Les carbonates alcalino-terreux, chaux et magnésie, ont une action sédative qui s'ajoute à celle du bicarbonate de soude, et qui prolonge son action. Le carbonate de chaux existe dans la proportion de 0 gr. 02 à 0 gr. 60, le carbonate de magnésie, dans certaines eaux, va jusqu'à 0 gr. 90 par litre. Ce dernier corps agit en plus d'une façon particulière. Arrivé dans l'estomac, il est décomposé par H cl, donne lieu à un dégagement de Co^2 et à la formation de chlorure de magnésium. Cet élément, dont on a beaucoup parlé ces dernières années, aurait une action manifeste sur toutes les fibres lisses, notamment sur celles de l'estomac, de la vésicule et canaux biliaires, de l'intestin. C'est grâce à cette action sur le tractus intestinal que certaines eaux de Vals, renfermant du carbonate de magnésie, dépassent le degré de constipation produit par la médication alcaline et deviennent laxatives, tandis que d'autres qui en sont privées ont, de par leur proportion en bicarbonate de soude à laquelle viennent s'ajouter quelques centigr. de fer, des

(1) SOUPAULT : *Traité des maladies de l'estomac.*

propriétés nettement astringentes, propriétés que nous avons pu utiliser dans certains cas de diarrhée d'origine hypopeptique.

Le chlorure de sodium que l'on trouve dans la proportion de quelques centigr. jusqu'à 1 gr. 20 serait pour Hayem un excitant de la secrétion. Les eaux bicarbonatées qui en renferment auront donc leurs indications dans les hypopepsies en les prescrivant quelque temps avant les repas. Chez les hyper, nous nous adresserons à celles qui en sont dépourvues, et qui, au contraire, présentent une quantité appréciable de sulfate de soude (certaines eaux en renferment jusqu'à 0 gr. 95), qui pour le même auteur aurait la propriété de diminuer Hcl et l'acidité totale. Cet élément en plus par ses propriétés cholagogues favorise la sécrétion biliaire qui pourra neutraliser un chyme arrivant trop acide dans l'intestin et lutter dans une certaine mesure contre la production de muco-membranes, cette affection étant liée fréquemment pour Roger a de l'acholie ou insuffisance de bile.

La lithine existe dans certaines eaux dans la proportion de plusieurs centigr. 0 gr. 04 au moins. Cette substance forme avec l'acide urique un sel soluble qui peut traverser le filtre rénal. Dans une expérience connue, Garrod a montré que des fragments d'os goutteux incrustés d'urate de soude sont nettoyés de leurs concrétions en séjournant dans une solution de sel de lithine. On pourrait objecter, sans doute, que la dose contenue dans les eaux de Vals est minime; mais il faut se rappeler que les sels de lithine ont pu provoquer des phénomènes d'intolérance du côté de l'estomac et qu'il est préférable d'agir avec de faibles doses mieux tolérées.

Le fer varie dans la proportion de quelques milligr. à près de 8 centigr. par litre (les eaux regardées plus spécialement comme ferrugineuses n'en renferment guère que 10 à 12 centigr.) a pour rôle de lutter contre l'effet déprimant possible des eaux alcalines. Contr'indiqué pour Hayem dans tous les états gastriques, car il est un excitant de la sécrétion, nous ferons observer, avec à propos, que ce sel existe en minime proportion dans les eaux moyennes ou fortes ordonnées habituellement chez les hypersthéniques, que sa proportion est plus élevée dans les eaux faiblement minéralisées indiquées soit chez les hyposthéniques, soit dans un but de relèvement général, dans la chlorose, par exemple. D'ailleurs, par un emploi judicieux de la médication alcaline et grâce à la présence de Co^2 nous aurons l'avantage dans dernier cas surtout de rendre le fer tolérable et assimilable.

L'arsenic n'existe qu'à l'état de traces dans les eaux bicarbonatées proprement dites. Cette lacune, heureuse si nous avons à traiter des états gastriques, est comblée, d'une façon non moins heureuse, quand nous trouvons, par ailleurs, l'indication de ce médicament, par sa présence en quantité notable dans le groupe des eaux sulfoferroarsenicales dont nous aurons à parler dans la suite.

Il nous reste, en dernier lieu, à mentionner la silice dont les propriétés sont encore peu connues. Cette substance est recherchée pour son action émolliente et calmante dans les applications sur le tégument externe. Pour les affections du tube digestif, il nous est permis d'attribuer à l'usage interne des eaux qui renferment cette substance en quantité notable (0 gr. 05, 0 gr. 10, 0 gr. 18) une action analogue d'apaisement.

II. — Eaux bicarbonatées mixtes.

Nous désignons sous cette appellation un groupe dans lequel le carbonate de chaux existe dans une proportion appréciable par rapport au bicarbonate de soude. Nous trouvons ainsi 0 gr. 16 pour 0 gr. 30 — 0 gr. 30 pour 1 gr. 40 et pour une source faisant partie des eaux de la cure thermale, bien qu'à une certaine distance de Vals, 0 gr. 53 pour 0 gr. 69.

Nous pouvons dire sans anticiper sur le chapitre des indications que ces eaux ont surtout des propriétés sédatives, que leur faible minéralisation les fait employer comme eau de lavage dans les affections du rein, de la vessie, les eaux bicarbonatés ordinaires étant contr'indiquées comme pouvant amener une alcalinisation fâcheuse des urines, et enfin qu'elles doivent aux sels de chaux des propriétés particulières qui indiquent leur usage dans les cas de lithiase biliaire ou rénale.

III. — Eaux ferro-arsenicales.

Le groupe sulfoferroarsenical donne à Vals une place à part parmi les stations de la médication alcaline. La présence du soufre, du fer, d'une quantité notable d'arsenic, 3 milligrammes d'arsenite de soude par litre, ouvre le champ de ses indications à des affections pour lesquelles la médication alcaline est insuffisante. Nous voulons parler des anémies de toutes sortes, mais surtout des anémies consécutives au séjour dans les pays chauds ou à l'infection paludéenne.

Peut-être à la lecture de ce court exposé sur la composition des eaux de Vals pourra-t-on nous objecter qu'il eut été suffisant d'insister sur la gamme de minéralisation du bicarbonate de soude, les autres éléments s'effaçant devant lui. Tel n'est pas notre avis car si ces éléments existent en proportion minime, nous ferons remarquer qu'ils aident ou corrigent l'action de l'élément principal qu'ils sont, de plus, dans les meilleures conditions d'activité thérapeutique, « les eaux minérales présentant à l'organisme les remèdes mieux adaptés à l'absorption que ne peuvent le faire les plus savantes combinaisons chimiques » (1).

Indications de la cure de Vals

Ce qui caractérise Vals, c'est la variété de minéralisation de ses eaux constituant une échelle offrant tous les degrès, depuis le plus bas jusqu'au plus élevé, ce qui permet de remplir des indications multiples (2). Ces indications sont en premier lieu :

I. — *Les affections du tube digestif et du foie.* — Le malade qui a besoin de faire usage d'une eau alcaline est assuré de trouver à Vals celle qui lui convient, quelque soit sa susceptibilité stomachale. Il n'y a pas, comme on l'a dit avec raison, d'estomac rebelle aux eaux de Vals (3).

Cette phrase pourrait paraître un peu rigoriste dans sa forme; aussi ne croyons-nous pas inutile d'entrer dans quelques considérations explicatives.

Les expériences de Blondlot et Cl. Bernard ayant démontré qu'une petite quantité d'alcalin prise avant les repas augmente la secrétion et les fonctions motrices, l'hyposthénie sensitivo-motrice ou nervo-motrice de Mathieu devient une indication de premier ordre. Cette affection, nous la rencontrerons chez des névropathes dont l'atonie musculaire de l'estomac produit une sensation de pesanteur après les repas et un retard dans l'évacuation gastrique; nous la rencontrerons aussi chez les alcooliques, chez les personnes ayant fatigué l'activité sécrétoire de leur estomac en mangeant trop ou en mangeant mal. L'usage d'une eau alcaline contenant de plus

(1) ARNOZAN : *Précis de thérapeutique.*
(2) DELFAU : *Hygiène et thérapeutique thermale.*
(3) *Index médical des Stations thermales.*

une certaine quantité de Nacl, prise une heure avant les repas pourra améliorer cet état par un réveil de la vitalité de la muqueuse par une sorte de suppléance des glandes encore actives.

Pour l'hypersthénie la question devient plus complexe, l'effet primordial de l'eau bicarbonatée étant un effet excitant. Mais, tout dépend des doses et du mode d'administration. Prise après les repas, cette même eau aura pour effet de saturer l'excès d'acidité, de diminuer par suite la durée de séjour des aliments dans l'estomac, cause d'irritation locale pour l'organe, d'exalter les fonctions saturantes des sécrétions duodénale et hépatique. Si nous prolongeons cet état passager de bon fonctionnement digestif par un traitement suivi d'une façon méthodique pendant toute une cure thermale, nous pouvons espérer une guérison durable des troubles fonctionnels sans avoir d'action sur le sécrétion elle-même, car suivant l'expression de Mathieu, il faut se résigner à guérir les troubles fonctionnels de l'hyperchlorhydrie sans guérir l'hyperchlorhydrie. Enfin, pour expliquer les bons effets et les effets durables de la cure alcaline dans cette affection, nous dirons en nous appuyant sur l'autorité d'Alb. Robin (1) « que les hypersthénies sont souvent d'origine constitutionnelle, développées sur terrain arthritique, symptomatiques de lithiase biliaire, de sorte qu'en modifiant le terrain par notre médication, nous modifierons secondairement les fonctions de l'estomac. »

Voilà pourquoi dans les hypersthénies intermittentes ou permanentes, simples ou compliquées de gastrosucchorée, tout en dirigeant le traitement dans le sens de l'apaisement pour ne pas exagérer les phénomènes douloureux, nous demanderons à la cure alcaline par l'eau de Vals d'être une médication de nutrition et non une médication purement locale. Voilà pourquoi aussi les bons effets de la cure n'apparaîtront pas d'une façon immédiate, mais d'une façon tardive, parfois après la cessation du traitement en raison de cette action sur l'état général que l'on ne peut obtenir rapidement si on la veut durable.

Les dilatations de l'estomac qui pour Hayem ne sont que la traduction symptomatique de la sécrétion et pour Robin sont provoquées le plus souvent par l'hyperchlorhydrie, l'Hcl provoquant du spasme occlusif, sont justiciables du traitement de la cause qui leur a donné naissance. Mais si la dilatation est consécutive à une

(1) Alb. Robin : *Les maladies de l'estomac.*

sténose organique, ulcère cicatrisé, néoplasme stomachal ou de voisinage, la thérapeutique thermale est impuissante. Observons-nous une amélioration c'est, qu'un élément spasmodique aggrave la stricture anatomique et est influencé par notre traitement. Rappelons en dernier lieu que si dans les états gastriques les troubles de la nutrition ont une importance capitale et leur donnent une physionomie particulière (1), eux-mêmes, à leur tour, peuvent réagir sur les divers systèmes de l'économie, notamment sur le système nerveux par suite des liens et action réciproques qui existent entre ces centres : plexus solaire pour l'estomac et centres utéro-ovarien, cardiaque, respiratoire, cérébelleux et cérébraux. On s'explique ainsi que ces phénomènes nerveux à distance, douleur dans la sphère génitale surtout chez la femme, palpitations, fausse angine de poitrine, asthme, vertiges, migraines et céphalées dont l'origine nous est dévoilée par l'étude des rapports qui existent entre leur apparition et l'heure des repas, par l'influence de la thérapeutique gastrique, que ces phénomènes deviennent justiciables de la cure de Vals qui, en remédiant aux troubles de l'estomac, agira secondairement d'une façon favorable sur eux.

Les maladies du foie, glande annexe du tube digestif, viennent immédiatement après celles de l'estomac à cause des rapports qui existent dans la pathologie des deux organes. C'est surtout dans la lithiase biliaire que les effets de la cure de Vals sont remarquables. L'eau alcaline lutte contre le vice de nutrition, contre la diathèse que l'on trouve à son origine. En plus de cette action générale, l'eau apportée par le système porte dans le tissu même du foie à une action locale, une action directe : elle dissout la cholestérine, fluidifie le mucus qui réunit comme un ciment les éléments divers entrant dans la composition des calculs et peut ainsi dans une certaine mesure dissocier les formations récentes; faisant disparaître ou atténuant l'état inflammatoire qui diminue le calibre des voix biliaires, activant d'autre part la sécrétion de la bile, elle favorise l'expulsion des concrétions elle-même ou de leurs fragments. Nous obtiendrons ce résultat sans provoquer un état de souffrance appréciable pour le malade, sans nouvelle crise. Grâce, en effet, à la diversité des eaux que nous offre la gamme de Vals, nous pourrons procéder par étape, commençant par des eaux de faible minéralisation pour arriver ensuite aux eaux moyennes et enfin aux

(1) RICHARDIÈRE : *Traité de médecine* (Bronardel et Gilbert).

eaux fortes. L'organisme étant ainsi saturé lentement d'eau alcaline, les concrétions ramollies pourront cheminer dans des voies biliaires revenues à leur état normal ce qu'il serait difficile d'obtenir avec un traitement plus brutal et moins progressif.

Dans les cas anciens nous aurons la ressource de faire agir les eaux bicarbonatés mixtes moins excitantes et dont les sels de chaux ont une action en quelque sorte élective sur l'inflammation profonde des voies biliaires.

L'eau de Vals ne favorise pas seulement l'expulsion des calculs préexistants, elle prévient les nouvelles formations en modifiant l'excès d'acidité qui provoque la précipitation de la cholestérine, surtout si le malade se soumet à la cure sur place pendant plusieurs années consécutives.

A signaler les bons effets à retirer également dans l'ictère catarrhal, les angiocholites, etc., etc.

Les congestions hépatiques des gros mangeurs, des autointoxiqués par mauvaise élaboration digestive, des paludéens, des gens qui habitant dans les pays chauds sont exposés à cette double cause de tare hépatique, troubles digestifs et poison paludéen, ces congestions seront améliorées grâce à l'action de l'eau de Vals sur le paranchyme hépatique lui-même et aussi sur la circulation sanguine : le sang devenu plus fluide circule plus facilement dans le viscère, entraîne avec lui les déchets qui encombrent les cellules, tandis que la bile plus abondante aide de son côté à cette épuration.

Les cirrhoses ne pourront être favorablement influencées qu'à leur début si les éléments nobles du foie ne sont pas encore trop altérés et si le tissu conjonctif ne forme pas un lacis fibreux trop serré étouffant les cellules elles-mêmes, mettant obstacle à la circulation et du sang.

Les affections de l'intestin seront heureusement influencées à cause des rapports étroits qui les unissent avec celles de l'estomac et celles du foie lui-même.

Les troubles diarrhéiques de l'hypopepsie à forme lientérique dont nous avons déjà parlé précédemment, la diarrhée des pays chauds, conséquence de troubles digestifs et hépatiques, seront améliorées par l'usage de certaines eaux bicarbonatées fortes et ferrugineuses.

Pour la constipation chronique, nous nous adresserons aux eaux renfermant en plus des sulfates, du carbonate de magnésie qui en présence d'Hcl donne du chlorure de magnésium. L'atonie de l'intestin sera influencée grâce à ce sel de nouvelle formation.

Quant à l'entérite mucomembraneuse, si nous admettons avec Roger que la coagulation du mucus intestinal sous l'influence d'un certain ferment, la musinase, ne peut s'exercer que si la bile est en quantité insuffisante, l'amélioration des fonctions hépatiques aura pour conséquence une amélioration dans cette affection si fréquente et si tenace.

II. — *Maladies diathésiques*. — Ce sont les maladies par ralentissement de la nutrition de Bouchard, et se rattachant par plus d'un lien commun à la grande entité pathologique de l'arthritisme, la dyscrasie acide par excellence. Conséquence de la déviation du tempérament en dehors de son type normal (1), l'alcalinité du sang qui favorise les oxydations y est détruite par la présence de produits résultants soit d'une nutrition vicieuse, soit d'une assimilation imparfaite. Ce sont la goutte, le diabète, l'obésité, pour ne citer que celles où la cure de Vals a des effets thérapeutiques certains.

Dans la goutte ou uricémie, Lecorché considère les alcalins comme un des modificateurs les plus utiles de la diathèse. Les eaux de Vals nous offrent ces alcalins a des degrés très variés qui auront chacun leurs indications particulières. Chez les goutteux gras et vigoureux l'eau alcaline forte aura pour effet de lutter plus spécialement contre l'état diathésique, les eaux alcalines dites laxatives favoriseront les fonctions intestinales tandis que par des eaux faibles, plutôt bicarbonatés mixtes prises de préférence à jeun et renfermant une quantité notable de lithine, nous pourrons activer l'épuration par le rein. Ces dernières eaux seraient d'ailleurs seules indiquées si nous avons à traiter des goutteux chroniques affaiblis présentant des dépôts anciens fixés sur les jointures articulaires. Pour lutter contre l'anémie existante nous pourrons nous adresser d'une façon prudente aux eaux renfermant des composés ferrugineux.

Nous n'avons pas voulu séparer de la goutte la *lithiase rénale* « la goutte étant au rein ce que le rhumatisme est au cœur » (Lecorché). Cette lithiase se manifeste soit par des dépôts uratiques dans les tubes urinifères constituant alors le sable des urines,

____

(1) ARNESAN : op. cit.

soit par des dépôts plus importants désignés sous le nom de calculs et dont le passage dans un uretère de calibre trop exigu naturellement pour leur volume ou par suite de l'état inflammatoire concomittant donnera lieu à l'accès de colique néphrétique. Ici comme dans la goutte, mêmes indications : eaux fortes pour empêcher la précipitation de l'acide urique et modifier la diathèse, eau faible pour lutter contre l'état inflammatoire du bassinet, de l'uretère, de la vessie et favoriser l'entraînement du calcul par une diurèse abondante. D'ailleurs, en présence de calculs volumineux, il faut éviter de s'adresser d'une façon trop exclusive aux eaux seulement alcalines, qui en neutralisant l'acidité des urines auraient pour effet de précipiter les phosphates et de permettre le dépôt de ces éléments autour d'un noyau uratique préformé, d'où augmentation possible du calcul. Cette remarque s'applique encore mieux s'il s'agit de gravelle phosphatique primitive.

Le diabète gras arthritique est pour Bouchard une manifestation de la nutrition retardante. Ses rapports avec la lithiase biliaire sont connus. Aussi la cure alcaline qui augmente les échanges, qui a une action manifeste sur le foie, est-elle nettement indiquée. Nous pouvons nous adresser aux eaux alcalines fortes, à celles qui renferment 7 et 8 grammes de bicarbonate de soude. Leur teneur appréciable en Nacl, qui pour Gans ralentit *invitro* la transformation du glycogène en sucre, aura de son côté des effets salutaires. Comme il existe en même temps de la démiralisation, l'eau ingérée apportera à l'organisme les sels de potasse, de chaux nécessaires. Enfin, comme adjuvent de cette cure alcaline, nous pouvons instituer une cure arsénicale, cet élément nous étant fourni par les eaux du groupe ferroarsenical.

L'obésité générale est peu améliorée si on n'y ajoute pas le régime. On peut retirer des effets utiles des eaux laxatives de Vals, qui en plus de la décharge intestinale produite, introduisent dans l'économie une notable quantité de soude favorisant l'oxydation des déchets organiques. Dans *l'obésité abdominale* liée à des troubles de la circulation veineuse intestinale, nous pouvons espérer une amélioration plus sensible. On a pu voir en effet à propos des affections du foie que les eaux alcalines rendent plus facile à la circulation intra-abdominale, de sorte que les produits d'encombrement préalablement solubilisés seront entraînés, brulés et éliminés au dehors.

En terminant ce chapitre des indications, nous ne croyons pas inutile de mentionner encore quelques affections qui peuvent retirer un bénéfice de la cure à Vals. Telles la chlorose et le chlorobrightisme, les anémies essentielles ou secondaires à des infections d'ordre divers, le palludisme, la syphilis, l'anémie consécutive au séjour dans les pays chauds. Toutes ces affections bénéficieront du traitement ferro-arsenical que la médication alcaline instituée en même temps fera admirablement tolérer ; la neurasthénie est justiciable, elle aussi, du traitement de Vals, les sujets qui en sont atteints étant généralement arthritiques.

Contre-indications

Les considérations qui précèdent laisseraient croire que pour nous la cure de Vals est une panacée universelle devant améliorer tout malade. Il n'en est rien cependant, puisque nous trouvons des contre-indications à cette cure, celles de la médication alcaline en général, mais atténuées par ce fait que Vals possède à côté de ses eaux fortement minéralisées des eaux faibles qui permettent le traitement lent et progressif dont nous avons déjà parlé.

Pour les affections de l'estomac, ce sont les types extrêmes, l'apepsie de la gastrite chronique ou l'hyperchlorhydrie considérable, l'ulcère non cicatrisé, les sténoses organiques avec stase alimentaire, le cancer qui dans les formes peu prononcées paraîtrait amélioré par l'exitation sécrétoire produite par les eaux, mais qui à la suite de cette amélioration passagère, pourrait présenter une marche plus rapide.

Pour les affections du foie, il est indiqué de ne pas envoyer les malades qui sont encore sous le coup d'une colique hépatique. Le délai que l'on doit attendre est moindre cependant que pour d'autres stations, à cause du traitement prudent que nous pouvons instituer et qui permet d'éviter le retour de cette complication. Le traitement peut devenir inutile dans le cas de gros calculs anciens, ou renfermés dans une vésicule transformée par oblitération de son col en capsule fibreuse; ces derniers désignés sous le nom de calculs enchâtonnés. Dans ces cas, d'ailleurs, tout traitement médical est impuissant.

Nous rappellerons que certains ictères ne sont pas toujours symptomatiques seulement d'un catarrhe des voies biliaires, que chez des cachectiques notamment ils peuvent être dus à une obstruction mécanique, cancer des voies biliaires ou de la tête du pancréas, etc., etc., et ne sont justiciables d'aucun traitement hydro-minéral.

Pour les affections du rein la pyélite, pyélonéphrite, les suppurations de la vessie, la gravelle phosphatique contr'indiquent l'usage des eaux alcalines fortes qui, augmentant l'alcalinité pathologique, favoriseraient les phénomènes septiques. Mais, dans ces cas, nous avons la ressource de nous adresser aux eaux faibles, aux eaux de lavage, dont nous retirerons les meilleurs effets surtout si ces affections ne sont que la complication d'une affection calculeuse.

Toutes les maladies aigues ou chroniques sous le coup d'une complication aiguë, les affections cardiaques mal compensées et avec signes de myocardite, la tuberculose en général surtout si elle s'accompagne d'hémoptysie et de diarrhée, toutes les carcinoses, l'artériosclérose grave avec tendance aux phénomènes congestifs ou apoplectiformes, les lésions de l'encéphale, hémorragies, tumeurs, ramollissements, les diathèses à leur période cachectique ou avec complication grave (pour le diabète, tuberculose ou menace d'acétonémie, pour l'obèse surcharge graisseuse du cœur, pour l'arthritique tendance aux hémorragies), toutes ces affections viennent contr'indiquer la cure de Vals ; pour les phénomènes aigüs, en effet, nous devons rappeler que l'eau minérale ne combat pas l'infection, mais modifie seulement le terrain (1), et pour les maladies chroniques il est nécessaire que les organes aient conservé une vitalité suffisante afin de pouvoir réagir et avec mesure sous l'effet stimulant du traitement. Le rein surtout doit être en bon état ; il est inutile et même dangereux de déplacer de certains organes des substances plus ou moins toxiques qui, non éliminées, pourront eu s'accumulant dans d'autres organes plus sensibles amener des complications beaucoup plus graves, telles par exemple, les complications viscérales dans le cas de diathèse goutteuse.

(1) ARNOZAN : op. cit.

Conclusions :

Ce court aperçu sur la composition et les indications des eaux de Vals nous autorise à dire :

1º La cure de Vals grâce à la gamme variée de ses eaux alcalines présente toutes les indications de la médication thermale alcaline avec cet avantage que cette richesse de minéralisation permet d'instituer un traitement par étapes progressives. On évite ainsi les inconvénients pouvant résulter d'une saturation alcaline trop rapide, et d'autre part, on obtient des cures aussi appréciables que dans les autres stations similaires.

2º Par l'adjonction de son groupe ferro arsenical toujours admirablement toléré grâce à la possibilité de lui associer un traitement par les eaux alcalines, la cure de Vals étend ses indications aux affections dans lesquelles le fer et l'arsenic peuvent avoir des effets utiles : anémies de toutes sortes primitives ou succédant aux états diathésiques, anémies consécutives au paludisme ou au séjour dans les pays chauds.

3º L'action des eaux est facile parce qu'elles présentent à l'orgamisme des médicaments à l'état naissant ; cette action est de plus durable car ce que nous demandons avant tout au traitement, c'est de modifier le terrain sur lequel évolue la lésion, c'est d'être une médication de nutrition.

Et pour terminer, qu'il nous soit permis de citer une phrase remarquée en lisant un traité écrit d'une façon magistrale sur les maladies de l'estomac (1) phrase qui a frappé notre esprit et que nous pouvons appliquer à Vals : « Quand votre choix hésitera entre deux stations l'une mondaine, l'autre familiale, n'hésitez pas. Conseillez la seconde pour éviter à votre malade des tentations auxquelles il n'aurait peut être pas la force de résister. »

(1) ALB. ROBIN : op. cit.

VALS, ABERLEN ET Cº